PUBLICATIONS DU *PROGRÈS MÉDICAL*

PATHOGÉNIE

DES

KYSTES POPLITÉS

PAR

Paul POIRIER

Professeur agrégé de la Faculté,
Chef des travaux anatomiques,
Chirurgien des hôpitaux.

PARIS

Aux Bureaux du PROGRÈS MÉDICAL   E. LECROSNIER et BABÉ
14, rue des Carmes, 14   LIBRAIRES-ÉDITEURS
Place de l'École-de-Médecine

1890

PUBLICATIONS DU *PROGRÈS MÉDICAL*

PATHOGÉNIE

DES

KYSTES POPLITÉS

PAR

Paul POIRIER

Professeur agrégé de la Faculté,
Chef des travaux anatomiques,
Chirurgien des hôpitaux.

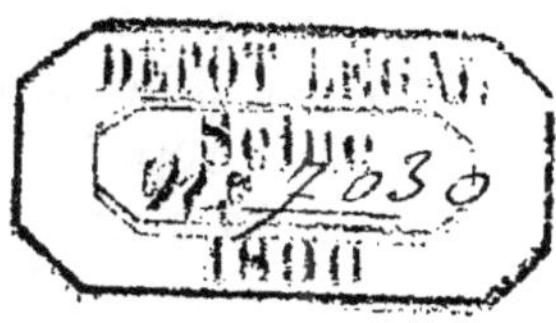

PARIS

Aux Bureaux du PROGRÈS MÉDICAL   E. LECROSNIER et BABÉ

14, rue des Carmes, 14   LIBRAIRES-ÉDITEURS

Place de l'École-de-Médecine

1890

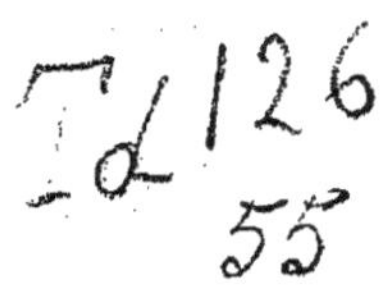

PATHOGÉNIE

DES

KYSTES POPLITÉS

Après beaucoup d'autres, j'ai étudié les bourses séreuses du genou et particulièrement celles de la région poplitée ; les résultats de mes travaux ont paru dans les *Archives générales de Médecine* (1886). Le but que je poursuivais était moins l'étude anatomique pure d'organes, bien étudiés par Gruber, Foucher, Synnestvedt, etc., que leurs rapports avec certaines tumeurs de la région, *les kystes poplités*. Ayant alors disséqué environ 500 genoux, sur 200 desquels la synoviale avait été préalablement injectée, je pus toutefois rectifier quelques détails anatomiques et ajouter un certain nombre de faits nouveaux ; en ce qui concerne la pathogénie des kystes de la région poplitée, je suis arrivé à des conclusions diamétralement opposées aux idées universellement admises.

Dans tous les traités de pathologie, les kystes du creux poplité sont divisés en deux classes : 1° kystes nés aux dépens des bourses séreuses de la région ; 2° kystes nés de la synoviale articulaire ; et tous les auteurs ajoutent que les premiers sont infiniment plus fréquents que les seconds.

Mes travaux m'ont conduit à des conclusions contraires que je résumerai ainsi : *les kystes poplités, même ceux qui siègent dans certaines bourses séreuses de la région, sont en très grande majorité d'origine articulaire.*

Dès 1866 j'avais émis cette opinion, sous une forme moins absolue ; ayant depuis poursuivi mes recherches sur un nombre incalculable de sujets (1,000 et bien au delà) et ayant eu l'occasion de voir plus de 100 cas de kystes poplités sur les cadavres qui servent aux dissections de l'Ecole anatomique de la Faculté de Paris et dans les hôpitaux, je me crois en droit d'affirmer l'origine articulaire de la très grande majorité des kystes poplités ; je dirais volontiers de la totalité des kystes poplités, s'il ne fallait tenir compte de certains cas exceptionnels, comme les kystes hydatiques, ganglionnaires, etc. En d'autres termes, sur plus de 100 cas de kystes poplités observés et disséqués par moi, tant sur le cadavre que sur le vivant, je n'en ai pas rencontré un seul dont l'origine articulaire ne pût être démontrée.

En effet, je démontrerai que ceux de ces kystes qui ont été décrits jusqu'ici comme nés aux dépens des bourses séreuses, ne se rencontrent que dans des bourses séreuses qui peuvent communiquer avec l'articulation.

Tous les points de la séreuse articulaire du genou peuvent être le point de départ de ces productions kystiques ; cependant, il est des lieux d'élection. Aussi peut-on reconnaître dans les kystes poplités un certain nombre de *variétés.*

Première variété. — C'est la variété ordinaire que connaissent bien les chirurgiens et les anatomistes. Le kyste occupe la bourse séreuse interposée entre le jumeau interne et le demi-membraneux ; la tumeur qu'il forme allonge sa masse ovoïde sur la moitié interne du creux poplité, en dedans du tendon toujours très sensible du muscle demi-membraneux ; cette tumeur fait saillie et se tend pendant l'extension de la jambe ; elle diminue et subit une sorte de réduction, parfois même une réduction réelle, pendant la flexion du membre.

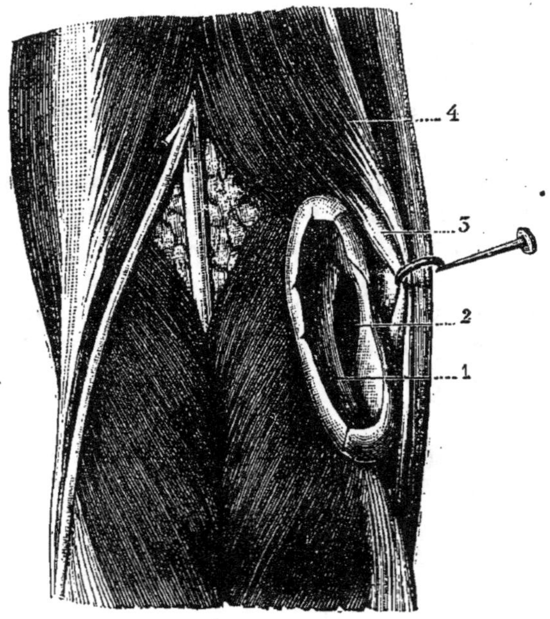

Fig. 1. — Kyste poplité ayant son siège dans la bourse séreuse commune au jumeau interne et au demi-membraneux, mais étant d'origine articulaire. — Variété commune. — 1. Cavité kystique. — 2. Orifice elliptique conduisant dans la partie profonde, sous-gémellaire de la bourse séreuse. — 3. Demi-membraneux. — 4. Demi-tendineux.

Le kyste, comme la bourse séreuse, envoie un prolongement sous la face profonde du jumeau et sa forme reproduit celle que donne le moule de la cavité séreuse.

Le siège de ce kyste est bien évidemment dans la bourse séreuse interposée entre le jumeau interne et le demi-membraneux ; sur ce point, l'accord est unanime. C'est sur des cas de ce genre, si fréquents, qu'a été édifiée, surtout par Foucher, la théorie séduisante du développement des kystes poplités aux dépens des bourses séreuses de la région.

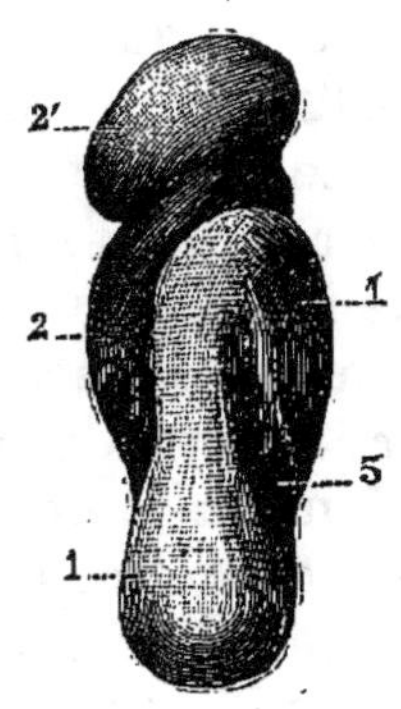

Fig. 2. — Moule de la bourse séreuse commune au jumeau interne et au demi-membraneux, dans laquelle se développent d'ordinaire les kystes poplités. — 1. Moule de la partie superficielle de cette bourse, sur lequel le tendon du demi-membraneux imprime un sillon 3. — 2, 2'. Moule du prolongement sous-gémellaire de cette bourse séreuse.

Or, bien qu'il siège dans la bourse séreuse, le kyste est d'origine articulaire. En effet, la bourse commune au jumeau interne et au demi-membraneux est la seule de toutes les bourses poplitées qui communique assez fréquemment avec la grande synoviale articulaire du genou.

Il me semble que le rapprochement de ces deux faits ne manque pas de signification : a) le siège de la variété ordinaire des kystes poplités est dans la bourse séreuse commune au jumeau et au demi-membraneux ; b) cette bourse est la plus rapprochée de l'articulation avec laquelle elle communique assez fréquemment à partir d'un certain âge.

J'ai démontré, par mes dissections portant sur des sujets de tout âge, que la bourse séreuse commune au jumeau interne et au demi-membraneux résultait de la fusion de trois cavités séreuses (voir *Arch. gén. de Méd.*, 1886) primitivement isolées ; et je rappelle le fait parce que l'état embryonnaire peut persister chez l'adulte et donner lieu à des kystes d'une forme spéciale, n'occupant par exemple que le compartiment supérieur de la bourse, comme dans le cas que j'ai présenté à la Société anatomique de Paris (26 mars 1886). Relativement à la communication de cette bourse séreuse avec la synoviale articulaire, je suis arrivé à des résultats sensiblement différents de ceux de mes devanciers. D'après Foucher, cette bourse communiquerait à peu près constamment avec la synoviale articulaire du genou ; Gruber admet la communication dans la moitié des cas seulement ; cette proportion est encore trop grande. D'après mes recherches, la communication n'existe jamais chez les jeunes sujets ; sur l'adulte de 20 à 40 ans, on ne l'observe que 1 fois sur 10 ; au delà de 40 ans elle devient plus fréquente et existe une fois sur 5 environ.

Cette communication s'établit sous l'influence des progrès de l'âge par une sorte d'usure de la coque condylienne qui primitivement sépare les deux séreuses. J'ai souvent vu cette coque très amincie se briser par refoulement au cours d'une injection dans l'articulation du genou, fait qui permet de bien comprendre l'apparition brusque de kystes poplités, observés par quelques auteurs au cours d'une hydarthrose.

Enfin, les cas abondent dans lesquels il est spécifié que le malade porteur du kyste est atteint simultanément ou a été atteint antérieurement d'hydarthrose.

J'ajoute encore que, dans les cas très nombreux que j'ai disséqués, j'ai souvent rencontré dans l'articulation du genou des traces d'inflammation antérieure ou certaines quantités de la *gelée de pomme* qui remplit d'ordinaire les kystes poplités.

Une objection peut être faite à cette théorie de l'origine articulaire : si le kyste est d'origine articulaire, il
doit communiquer toujours avec l'articulation et toujours être réductible. Mais, on comprend aisément, que
la communication (qui persiste parfois) peut cesser
d'exister sous l'influence même de l'irritation produite
par le kyste, ou sous la seule influence du repos dans
l'extension de la jambe, qui rapproche et met en contact
très intime les bords d'un orifice très petit en
général.

Kystes de la deuxième variété. — Après les kystes
de la première variété, il faut, je crois, placer par
ordre de fréquence les kystes qui se font aux dépens
du prolongement poplité de la synoviale du genou et
qui envahissent la bourse séreuse du muscle poplité;
ces formations kystiques se manifestent au bout d'un
certain temps par une tuméfaction profonde dans la
partie supérieure du mollet.

On sait que le muscle poplité est reçu dans une
gouttière osseuse formée par la tubérosité externe du
tibia et la tête du péroné ; un prolongement de la synoviale du genou facilite le glissement du tendon poplité dans la gouttière péronéo-tibiale ; immédiatement
au-dessous de ce prolongement il existe normalement
une bourse séreuse propre au tendon poplité; dans la
moitié des cas, ces deux organes séreux sont isolés,
dans l'autre moitié, ils sont fusionnés en un seul sac
séreux, qui prolonge la synoviale du genou en arrière
et en bas sous la face profonde du muscle poplité.

Ce prolongement, qui occupe, dans toutes les posi-
tions du corps, la partie la plus déclive de la synoviale
articulaire, devient le point de départ de plusieurs
phénomènes pathologiques intéressants. Dans les ar-
thrites, tant aiguës que chroniques du genou, il donne
lieu à un empâtement qui siège derrière la tête du
péroné et qu'une pression continue réduit assez aisé-

ment. Parfois il peut se rompre et il devient alors l'origine de ces fusées purulentes qui envahissent les couches profondes du mollet; Morrant-Backer a appelé l'attention, dans un excellent travail, sur cette voie d'extension des épanchements purulents qui compliquent les ostéo-arthrites du genou. Enfin il peut être le point de départ de *kystes synoviaux* qui cheminent d'abord sous la face profonde du muscle poplité pour aller ensuite s'épanouir dans le mollet, soit au-dessus du muscle soléaire, soit entre ce muscle et la membrane inter-osseúse.

J'ai appelé maintes fois l'attention de la Société anatomique de Paris sur ces kystes, que j'ai pu montrer à leurs différents degrés de développement. (*Bulletin de la Société anatomique*, 1886.) Je ne rapporterai ici, pour ne point trop allonger cette communication, que le résumé d'un de ces cas représenté (*Fig.* 3). Ce kyste, à parois minces, transparentes, d'apparence multilobée et rempli d'un liquide analogue à la gelée de groseille, étalait sa masse entre le muscle soléaire et la membrane interosseuse; son extrémité inférieure descendait à 12 cent. de l'interligne articulaire du genou; son extrémité supérieure effilée s'engageait sous la face profonde du muscle poplité ; ayant alors incisé verticalement le muscle poplité, je vis que le kyste se prolongeait par un pédicule long et mince jusqu'au prolongement ou cul-de-sac sous-poplité de la synoviale articulaire du genou. Ce cul-de-sac était lui-même distendu par une matière analogue à celle qui remplissait le kyste; mais il ne communiquait plus avec la cavité kystique.

Je pourrais multiplier les exemples, ayant rencontré huit de ces kystes à des degrés divers de développement. Je pense donc que ces kystes sont assez fréquents et expliquent un certain nombre de kystes du mollet, auxquels les auteurs ont donné des noms divers, en raison de l'ignorance de leur pathogénie vraie.

Kystes de la troisième variété. — D'autres kystes poplités, encore assez fréquents, peuvent appa-

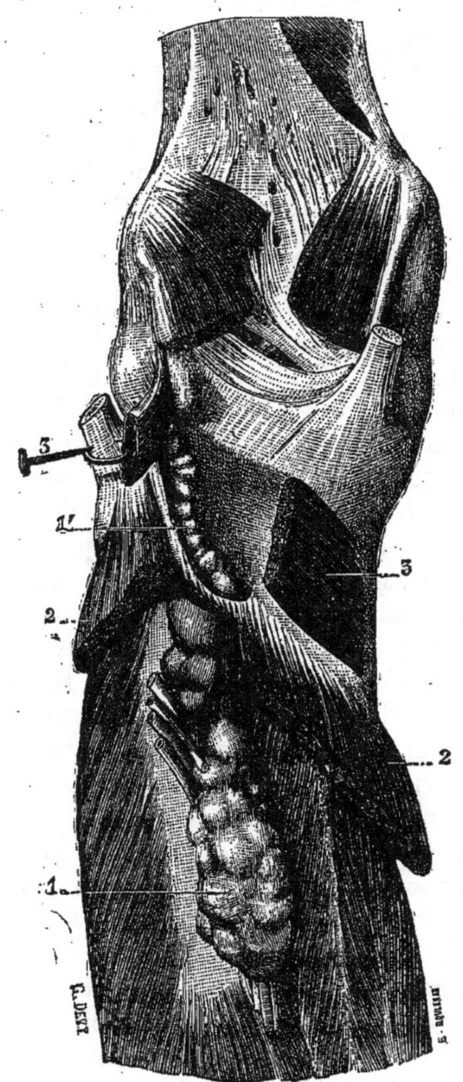

Fig. 3. — Kyste poplité développé aux dépens du prolongement poplité de la synoviale du genou. — 1. Masse principale du kyste placée **entre** le soléaire (2) et la membrane inter-osseuse. — 1'. Pédicule du kyste situé sous le muscle poplité (3) qui a été incisé verticalement.

raître dans la moitié supérieure de la région, au voisinage d'un condyle. Ces kystes, dont l'origine articulaire est aussi très facile à démontrer, se développent aux dépens des organes séreux situés au niveau de l'insertion des muscles jumeaux.

Ces organes séreux sont peu connus, bien que Gruber ait attiré l'attention sur eux dès 1853. Leur connaissance est cependant absolument indispensable pour l'intelligence des productions pathologiques dont ils sont le point de départ.

La bourse séreuse du jumeau interne, placée dans la fosse sus-condylienne, n'est le plus souvent, d'après mes recherches, qu'un prolongement de la synoviale du genou : 9 fois sur 10 l'injection au suif la pénètre et la distend ; cette bourse est souvent hérissée de petits prolongements synoviaux qui s'engagent dans les interstices du tendon d'insertion des jumeaux. — On rencontre aussi, à l'insertion supérieure des deux muscles jumeaux, des organes séreux auxquels j'ai donné le nom de *procès synoviaux sus-condyliens* ; ce sont des prolongementss de la grande synoviale articulaire qui s'engagent dans les interstices des faisceaux tendineux d'insertion du jumeau, et qui servent à faciliter le glissement des pelotons adipeux que la flexion de la jambe chasse des excavations sus-condyliennes. Ces procès synoviaux se rencontrent sur les deux tiers des sujets ; ils peuvent donc être considérés comme normaux ; leur longueur va de quelques millimètres à deux centimètres ; sur un genou bien disséqué, on les voit facilement en imprimant à l'article des mouvements alternatifs de flexion et d'extension ; souvent ils apparaissent distendus par une gelée colloïde, transparente ; quelquefois ils sont réductibles par la pression, mais ils peuvent devenir irréductibles, et constituent alors une variété intéressante de kystes poplités d'origine articulaire. J'en ai rencontré trois cas : la Fig. 4 représente l'un d'eux (*Soc. anat. de Paris*, 1886,

p. 124) : la masse kystique, à surface bosselée, à parois minces, transparentes, était remplie d'une matière analogue à de la gelée de coing ; le volume était celui d'une grosse noix, la surface framboisée; en disséquant avec soin la tumeur qui s'épanouissait sur le fémur, au-dessus de l'insertion du jumeau interne, je parvins à isoler son pédicule qui s'enfonçait dans l'un des interstices du tendon du jumeau interne ; ayant incisé et relevé le corps de ce muscle, j'aperçus dans l'écarte-

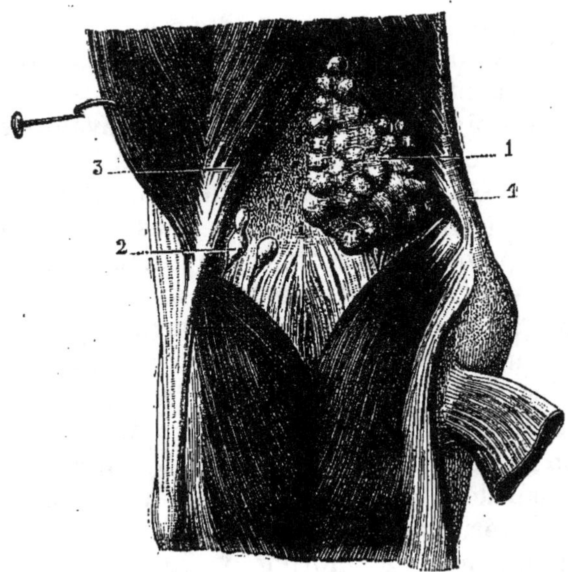

Fig. 4. — Kyste poplité développé aux dépens des procès synoviaux sus-condyliens internes. — 1. Masse kystique. — 2. Procès synoviaux sus-condyliens externes. — 3. Muscle biceps. — 4. Longue portion du grand adducteur.

ment des faisceaux tendineux un orifice circulaire d'environ 1 millim. de diamètre ; en pressant sur le kyste, je pus faire sortir la gelée qu'il contenait; une pression très forte était nécessaire pour produire cette issue de la matière colloïde et à première vue le kyste m'avait paru irréductible.

Cruveilhier, et d'autres sans doute, ont rencontré de ces kystes sus-condyliens, sans essayer d'en donner la pathogénie. Il me paraît démontré que ces kystes proviennent des procès synoviaux sus-condyliens.

Kystes de la quatrième variété. — Sur tout le pourtour de l'articulation du genou, sur les côtés aussi bien qu'en avant et en arrière, on rencontre assez sou·vent des productions kystiques tout à fait analogues à celles qui sont décrites au poignet sous le nom de ganglions (Uberbein); des cas nombreux en ont été rapportés par un grand nombre d'auteurs.

Leur pathogénie est aisément explicable. Le plus ordinairement, ces masses kystiques, de volume très variable, doivent être rapportées au développement de ces cryptes ou follicules sous-synoviaux que les frères Weber et Gosselin surtout ont bien décrits. On peut s'attendre à rencontrer de ces masses kystiques sur tous les points de l'articulation ; mais elles sont particulièrement fréquentes, comme me l'ont révélé 200 injections au suif de la synoviale articulaire du genou, au niveau des ligaments croisés dans l'épaisseur desquels les cryptes existent à l'état normal. En grandissant, elles se font jour à travers les éraillures de cette cloison cellulaire que l'on appelle à tort le ligament postérieur de l'articulation du genou. (Le véritable ligament postérieur de cette articulation est représenté anatomiquement et morphologiquement par les ligaments croisés, comme j'ai tenté de le démontrer in *Progrès médical*, 1886.)

Ces kystes, de volume variable mais ordinairement très petits, sont décrits souvent comme des hernies de la synoviale du genou.

La théorie des kystes périarticulaires par hernie synoviale, théorie fort ancienne (Cloquet, Velpeau), était autrefois uniquement invoquée ; quand les faits anatomiques révélés par les Weber et Gosselin furent mieux connus, la théorie des cryptes synoviaux remplaça celle des hernies synoviales. Je crois qu'il y a place pour les deux théories, qui ne sont point d'ailleurs aussi éloignées l'une de l'autre qu'on pourrait le croire.

Il y a cinq ans, essayant d'éclaircir quelque peu la pathogénie des ganglions du poignet, j'ai injecté au suif, sous des pressions tantôt fortes, tantôt faibles, 100 articulations du poignet. En présentant ces articulations à la Société anatomique, j'ai fait remarquer que sur la plupart d'entre elles la synoviale présentait des prolongements aux points où l'on est habitué de rencontrer l'implantation des ganglions du poignet, soit sur la face dorsale, soit sur la face ventrale de cette articulation. Or, tantôt ces prolongements se présentaient sous un très petit volume et méritaient alors le nom de cryptes synoviaux, tantôt ils étaient plus gros et pouvaient être appelés hernies de la synoviale.

On peut voir sur le moule d'une cavité synoviale du poignet que la séreuse pousse des prolongements, surtout à la face dorsale, entre les faisceaux d'insertion des faibles ligaments postérieurs. Ces prolongements sont de volume très variable ; qu'un de ces compartiments vienne à s'isoler, un corpuscule sous-synovial, c'est-à-dire un ganglion, sera formé. Si le prolongement plus gros est resté en communication avec l'article, il s'injecte et l'on est autorisé à dire hernie synoviale.

Le même fait se présente lorsqu'on injecte une articulation pourvue d'un véritable ganglion : tantôt le ganglion qui a cessé de communiquer n'est point pénétré par l'injection, tantôt au contraire il s'emplit en tout ou en partie et l'on paraît autorisé à dire qu'il s'agit bien d'une hernie synoviale.

Il convient sans doute de ne point être exclusif et de faire la part des deux théories, parce qu'elles ont de nombreux points de contact : les cryptes synoviaux n'étant autre chose que de petites hernies de la synoviale dans l'épaisseur ou au travers d'un ligament.

Les ganglions synoviaux se font d'ordinaire par poussées successives, l'aspect multilobé, framboisé de leur surface paraît en témoigner. Or, il arrive que parfois l'injection pénètre quelques lobules et s'arrête devant une cloison qui lui ferme les lobules suivants. Dira-t-on alors que le ganglion s'est développé aux dépens de plusieurs cryptes synoviaux, et ne paraîtra-t-il pas plus vraisemblable de croire que la synoviale, distendue à diverses reprises par des épanchements articulaires, a cédé chaque fois là où elle était le moins soutenue par l'appareil ligamenteux périphérique, en ces points, toujours les mêmes, que l'on peut appeler les lieux d'élection pour la formation des ganglions?

Si l'on rapproche de ces faits anatomiques les considérations que les ganglions apparaissent surtout chez les jeunes sujets, souvent après un exercice violent ou forcé de l'articulation (piano, violon, marche); que souvent ils disparaissent spontanément pour revenir à l'occasion d'une nouvelle poussée articulaire; que leur apparition, quelquefois lente, peut aussi se faire avec brusquerie dans un mouvement violent, etc., etc., on est tenté d'accepter les deux théories, sans les différencier autant qu'on l'a fait jusqu'ici.

PARIS. — IMP. V. GOUPY ET JOURDAN, RUE DE RENNES, 71.

LE PROGRÈS MÉDICAL

JOURNAL DE MÉDECINE, DE CHIRURGIE ET DE PHARMACIE

Rédacteur en chef : **BOURNEVILLE**

Secrétaire de la rédaction : MARCEL BAUDOUIN

Paraissant le samedi par cahier de 24 ou 32 p. in-4° compacte sur 2 colonnes.

Un an, 20 fr. — 6 mois, 10 fr.

Pour les étudiants en médecine, un an, 12 fr.

Les Bureaux du **Progrès Médical** *sont ouverts de neuf à cinq heures.*

POIRIER (P.). — **Lymphatiques des organes génitaux de la femme.**
Volume in-8° de 60 pages, avec 11 figures dans le texte. — Prix : 2 fr. —
Pour nos abonnés. . . . . 1 fr. 40

POIRIER (P.). — **Contribution à l'anatomie du genou. — Tubercules
sus-condyliens et fosses sus-condyliennes du fémur. — Insertions
supérieures des jumeaux. — Ligament postérieur de l'articulation
du genou.** Brochure in-8 de 23 pages, avec 5 figures. — Prix : 1 fr. —
Pour nos abonnés . . . . 70 c.

POIRIER (P.). — **Contribution à l'étude des tumeurs du sein chez
l'homme.** (Tubercules, sarcomes, épithéliomes, carcinomes.) — **Etude
clinique du cancer.** Volume in-8 de 107 p. — Prix : 3 fr. — Pour nos
abonnés. . . . . 2 fr.

BAUDOUIN (M.). — **Traitement des kystes hydatiques du foie.** (Nou-
velles méthodes thérapeutiques). Brochure in-8 de 36 pages. — Prix :
1 fr. 25. — Pour nos abonnés. . . . . 90 c.

BAUDOUIN (M.). — **Hystéropexie abdominale antérieure et oépra-
tions sus-pubiennes dans les rétro-déviations de l'utérus.** Volume
in-8 carré de 408 pages sur papier simili Japon, avec 22 figures dans le
texte. — Prix : 10 fr. — Pour nos abonnés . . . . 7 fr.

DUMORET (P.). — **Laparo-hystéropexie contre le prolapsus utérin**
(nouveau traitement chirurgical de la chute de l'utérus). Volume in-8 de
168 pages. — Prix : 3 fr. 50. — Pour nos abonnés. . . . . . 2 fr. 50

DUPLAY (S.). — **Leçons sur les traumatismes cérébraux** (Commotion,
Contusion, Compression, etc.), faites à la Faculté de médecine et recueillies
par P. POIRIER. Un volume in-8 de 56 pages. — Prix : 2 fr. 50. — Pour
nos abonnés. . . . . 1 fr. 75

MAUNOURY (G). — **Les hôpitaux-baraques et les pansements anti-
septiques en Allemagne.** Paris, 1877. in-8 de 20 pages. — Prix : 1 fr. —
Pour nos abonnés. . . . . 70 c.

MONOD (Ch). — **Leçons de clinique chirurgicale faites à l'hôpital
Necker.** Volume in-8 de 127 pages, avec figures. — Prix : 3 fr. 50. — Pour
nos abonnés . . . . 2 fr. 50

SEGOND (P.). — **Note sur une observation de kyste hydatique** développé
dans l'épaisseur du muscle grand pectoral. Brochure in-8° de 8 pages. —
Prix : 0 fr. 40. — Pour nos abonnés. . . . . 30 cent.

SEGOND (P.). — **Recherches cliniques et expérimentales sur les épanchements sanguins du genou par entorse.** Volume in-8 de 85 pages.
— Prix : 2 fr. — Pour nos abonnés . . . . 1 fr. 50

TERRIER (P). — **De l'organisation des services de chirurgie dans
les hôpitaux de Paris.** Brochure in-8 de 14 pages. — Prix : 50 cent.
— Pour nos abonnés. . . . . 35 c.

PARIS. — IMP. V. GOUPY ET JOURDAN, RUE DE RENNES, 71.